AF459336

THÉORIE & TRAITEMENT

DE LA

FIÈVRE TYPHOÏDE

PAR

LE DOCTEUR ZIFFO

PARIS
A. PARENT, IMPRIMEUR DE LA FACULTÉ DE MÉDECINE,
31, RUE MONSIEUR-LE-PRINCE, 31

1866

THÉORIE & TRAITEMENT

DE LA

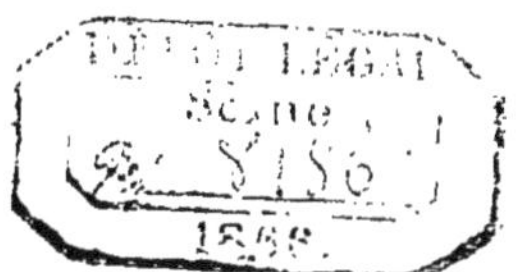

FIÈVRE TYPHOÏDE

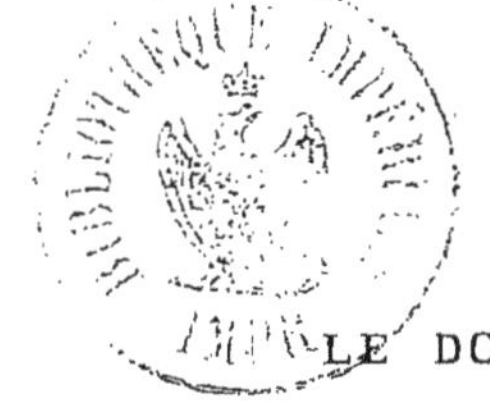

PAR

LE DOCTEUR ZIFFO

PARIS

A. PARENT, IMPRIMEUR DE LA FACULTÉ DE MÉDECINE.

31, RUE MONSIEUR-LE-PRINCE, 31

—

1866

A MON MAITRE BARTOLINI,

Professeur de Clinique médicale à l'Université de Pise.

Témoignage de reconnaissance pour sa bienveillance et ses savantes leçons.

A M. GREENHALD,

Accoucheur-clinicien à l'hôpital de Bartholemé de Londres.

Pour la bienveillance qu'il m'a montrée pendant mon séjour dans les hôpitaux de Londres.

A MON EXCELLENT AMI

VICTOR HANOT,

Hommage de reconnaissance.

Il semblerait qu'au moment où les sciences médicales prennent un si grand essort, la thérapeutique seule n'ait pas sa part des faveurs du Progrès et qu'elle ait été oubliée, pour ainsi dire, dans le mouvement rapide imprimé à ses sœurs.

Renfermée par la routine dans un passé fait d'empirisme aveugle et de préjugés, elle est délaissée, dédaignée même, par ceux qui la rendent responsable d'une impuissance dont la cause est ailleurs qu'en elle.

Si elle a peu donné, c'est qu'en réalité on lui a peu demandé.

Qu'on rompe en visière avec les vieux errements, que la thérapeutique devienne l'objet d'autant de travaux que la physiologie et l'histologie, qu'on fasse succéder à l'empirisme pur, ou plutôt qu'on y ajoute l'expérimentation raisonnée, qu'on s'applique à faire sortir des découvertes physiologiques des données thérapeutiques sûres et solides, et la plus belle branche de la médecine cessera d'être l'emblème de la confusion et du hasard.

Elle deviendra vite ce qu'elle peut et doit être, une arme toute-puissante pour le médecin, et cette fois réellement la partie des sciences médicales qui fait plus que de satisfaire son esprit, mais qui encore guérit ou soulage le malade.

C'est parce que je suis convaincu qu'il est de toute nécessité que chacun, dans la mesure de ses moyens, concoure à cette réforme que j'ai écrit ces quelques lignes.

Ce n'est, je le sais bien, qu'un simple mot mis au service d'une grande cause, qu'une pierre apportée pour le monument à construire; mais, si faible que soit mon tribut, quelque indigne qu'il puisse paraître, je l'offre satisfait comme d'un devoir accompli.

Dr Ziffo.

Paris, le 18 Octobre 1866.

THÉORIE ET TRAITEMENT

DE LA

FIÈVRE TYPHOÏDE

Cet ensemble des phénomènes que les médecins ont appelé fièvre typhoïde, et que l'école allemande appelle *processus typhique* est, selon moi, l'expression d'une altération spéciale, quantitative et qualitative du sang. Cette altération est produite par les troubles tant fonctionnels que matériels des organes glandulaires intestino-mésentériques sous l'influence d'un virus, effet de la fermentation des matières alimentaires et des sécrétions altérées dans l'intérieur des intestins, et surtout de l'intestin grêle. J'ai dit des organes glandulaires intestino-mésentériques, parce que les follicules solitaires comme les plaques de Peyer doivent être considérés comme des glandes au point de vue de la physiologie et de l'histologie, ainsi que l'ont dernièrement démontré MM. Virchow, Kölliker, Lebert. Il est, je crois, très-facile de comprendre pourquoi cette partie des intestins est le lieu d'élection de cette fermentation. C'est là en effet que se versent tous les liquides de la chylification, c'est là que se font presque toutes les réactions physico-chimiques de la digestion intestinale, c'est là encore que se trouve une quantité du mucus quelquefois très-considérable, laquelle peut aussi favoriser cette action chimique.

Si on me demande à présent pourquoi l'iléon est spécialement altéré?

Je répondrai : dans la dysentérie pourquoi est-ce le gros intestin ? C'est là un de ces faits si nombreux en pathologie dont il a été impossible jusqu'à présent de saisir la cause, qui relèvent de lois encore inconnues ; tout ce qu'on peut dire, c'est qu'il paraît certain que les miasmes et les virus ont dans le tube digestif leur lieu d'élection.

Si nous considérons le commencement de la fièvre typhoïde (commencement qu'on ne peut pas étudier dans les hôpitaux parce que les malades n'y vont presque jamais dès le début de la maladie, prenant les premiers symptômes pour un simple embarras gastrique), nous voyons qu'elle se manifeste d'abord par des troubles fonctionnels des organes digestifs, troubles qui nous plongent nous-mêmes dans le plus grand embarras quand nous nous demandons de quelle maladie ils sont l'expression. Mais bientôt la fièvre s'allume, les signes caractéristiques apparaissent ; c'est alors que s'ouvre cette série d'actes morbides que les Allemands ont englobés sous le nom de *processus typhique*, c'est alors que s'offrent à nous les preuves les plus sensibles de l'altération du sang et de son influence non-seulement sur le système nerveux, mais sur tous les tissus de notre organisme.

Comment expliquons-nous l'altération du sang dans la fièvre typhoïde?

Une fois admise l'altération des organes glandulaires, il est facile de concevoir pourquoi et comment s'altère le sang. Et en effet, quelles sont les fonctions de ces organes?

La physiologie moderne, et sans doute la seule digne de ce nom, qui a élevé la médecine au rang d'une science, vient de prouver l'extrême importance qu'a l'intégrité de ce système sur la formation du sang. Tiedemann et Gmelin ont démontré par des expériences que le chyle n'est coagulable qu'après avoir passé les glandes mésentériques. Là, d'après eux, une partie d'albumine se transforme selon toute probabilité en fibrine, ou selon moi en pseudo-fibrine (laquelle a encore besoin pour passer à l'état de fibrine de se mettre en contact avec l'air et d'absorber l'oxygène). Et l'illustre Virchow appelle le système chylifère, système de la formation du sang.

Le système chylifère n'est pas un simple porteur de chyle, comme l'indique son nom. Non, il est encore un grand modificateur de son contenu, et je dois ajouter qu'ici comme dans tout le reste du système vasculaire, le contenu a une égale influence sur le contenant. En donnerai-je une preuve choisie entre mille? Déterminez par une bonne nourriture la formation d'un chyle d'une bonne qualité dans les intestins d'un scrofuleux, et vous ferez disparaître plus facilement les engorgements glandulaires (obstructions glandulaires selon moi), qu'au moyen des médicaments que j'appelle accessoires dans le traitement de cette diathèse. Le chyle vicié, en circulant dans les chylifères dans la fièvre typhoïde, exerce une irritation anormale dans les vaisseaux et, « ubi stimulus ibi fluxus, » y appelle une hyperémie, et conséquemment à l'irritation et à l'hyperémie a lieu une hyperplasie cellulaire considérable. De cette façon nous expliquerons l'engorgement que nous trouvons dans les glandes mésentériques. Pour nous donc, cet engorgement n'est pas l'effet d'une irritation transmise du tube digestif altéré aux glandes mésentériques, ainsi que le pense M. Bennett, mais une conséquence de l'influence morbide que le chyle altéré exerce sur ce système : parce que s'il en était comme le dit M. Bennett, nous trouverions cet engorgement dans presque toutes les maladies du tube digestif.

Et de même que l'altération des glandes dans la syphilis provient du virus syphilitique, de même l'altération des glandes du système chylifère dans la fièvre typhoïde provient du virus typhique; et de même que, dans la syphilis, l'altération du sang qui est subordonnée à l'altération des glandes, ne succède pas quelquefois fatalement à l'altération de celles-ci, de même dans la fièvre typhoïde l'altération du sang peut faire défaut, ainsi qu'on le voit dans le typhus ambulatorius (1).

Quelle est la conséquence de cette altération du système chylifère?

La formation incomplète et vicieuse des matériaux qui doivent concourir à la crase du sang, et parmi ces matériaux je place en premier lieu la fibrine; de cette façon nous expliquerons physiologiquement la diminution de la fibrine ou hyphinose et l'augmentation des leucocytes dans la fièvre typhoïde (Simon). Après même la guérison de la fièvre typhoïde les fonctions de ces glandes peuvent pendant longtemps être troublées, ce qui explique selon moi l'hydrémie qui s'observe quelquefois pendant et après la convalescence. M. Niemeyer dit que c'est une pure hypothèse. Nous ne pouvons être de son avis

(1) Cette influence d'un produit morbide ou de chyle vicié sur les glandes et postérieurement des glandes infectées sur le sang nous explique ainsi la production des diathèses qui, dans un grand nombre de cas, sont consécutives à des altérations glandulaires par une maladie locale (épithélioma, scrofules, syphilis).

en présence des preuves palpables qu'on a de l'altération des organes de l'hématose.

Mais l'altération quantitative et qualitative du sang provient-elle exclusivement d'une seule et unique cause?

Non (l'exclusivisme est une erreur), la fièvre, l'abstinence, le collapsus des organes, sont autant de causes puissantes qui contribuent à altérer profondément la crase du sang. Plus la maladie avance, plus le sang s'altère par le trouble de tous les organes.

Donc l'altération du sang dans la fièvre typhoïde est consécutive à l'altération des solides. Et ici la diminution de la fibrine est l'effet de la maladie dont nous nous occupons, de même que l'augmentation de ce même principe dans le sang pendant la phlegmasie est l'effet et non la cause de la phlegmasie. Nous pourrions faire la même remarque à propos de l'acide urique dans la diathèse rhumatismale.

En résumé :

La fièvre typhoïde est l'expression de l'altération du sang produite par le trouble des fonctions de tous les organes, sous l'influence du virus typhique.

TRAITEMENT.

Quel est le traitement que notre théorie nous impose ?

1° Éliminer le plus tôt possible les matières contenues dans le tube digestif.

2° S'opposer à la fermentation des matières alimentaires.

Donc la médication purgative par de légers cathartiques est parfaitement indiquée, surtout au commencement de la fièvre typhoïde : et nous sommes heureux de voir que notre traitement s'accorde avec celui que l'expérience et le temps ont consacré. Nous devons respecter la diarrée, c'est-à-dire, l'élimination des matières putréfiées, des sécrétions altérées, des produits de la fermentation et de la putréfaction. C'est là, je le répète, une sorte de crise favorable, à laquelle il ne faut mettre aucun obstacle. M. Grisolle dit : Je ne fais pas de la médication évacuante une méthode exclusive, mais je soutiens qu'elle est généralement avantageuse, et j'ajoute que, si l'on était condamné à suivre pour tous les malades un traitement uniforme, il faudrait adopter celui-là et le préférer, sans hésiter, à l'expectation, aux antiphlogistiques ou à la méthode dite rationnelle. M. Andral disait dans un rapport à l'Académie de Médecine à propos de cette indication : La langue conserve son humidité ou se dépouille, sans rougir davantage, des produits qui la recouvrent, le mauvais goût de la bouche disparaît, la soif diminue rapidement, la fréquence du pouls va en décroissant, la transpiration cutanée s'abaisse, la céphalalgie, les vertiges perdent tout à coup de leur intensité, les traits de la face se relèvent, et le sentiment de lassitude s'amoindrit (1).

Et beaucoup d'anciens médecins qui n'avaient aucune idée théorique, et ne faisaient en réalité que de l'empirisme, « *medicina tota est in observationibus*, » considéraient la médication évacuante comme la meilleure pour combattre les fièvres. Je citerai Baglivi, Tissot, Cullen, etc.

L'état de la langue peut-elle nous apprendre quand nous devons cesser ou continuer l'administration des purgatifs ?

La langue, en un mot, est-elle le miroir où nous pouvons voir ce qui se passe dans le tube digestif? Non. Les produits qui recouvrent la langue peuvent être l'expression soit d'une maladie essentielle de cet organe, soit d'une altération du sang, soit des troubles nerveux (parce que les expériences de l'illustre Bernard nous ont appris que le système nerveux influence les sécrétions), soit enfin d'une maladie des organes digestifs. Mais, comme dans la fièvre typhoïde l'altération porte à la fois sur le sang, les systèmes nerveux et le tube

(1) Il résulte aussi des observations de Louis et Barth que :

1° L'action du purgatif est bien loin d'être pernicieuse, comme le pensait l'École physiologique ;

2° Que très-probablement même elle a une heureuse influence sur l'issue de la maladie.

digestif, nous devons considérer l'état de la langue dans cette maladie comme une manifestation complexe de ses trois grands ordres de troubles, dans laquelle il est impossible de déterminer le part d'influence qui revient à l'intestin. Et Louis et Frerichs pensent aussi que l'état de cet organe n'est pas en rapport direct et absolu avec les altérations du tube digestif.

Doit-on toujours dans la fièvre typhoïde favoriser les évacuations ?

Les selles dans la fièvre typhoïde, selles que nous devons examiner avec beaucoup de soin ici comme dans toutes les maladies du tube digestif (parce qu'elles ont sur le diagnostic de ces maladies la même importance que les crachats dans les affections pulmonaires), les selles, dis-je, peuvent répondre :

1° A une irritation de la muqueuse intestinale par l'altération des substances alimentaires et des sécrétions altérées ;

2° A une grave altération matérielle du tube digestif;

3° A une profonde altération du sang.

Celles qui tiennent au premier ordre des causes doivent être non-seulement respectées, mais encore provoquées. Quant à celles qui se rattachent aux deux autres lésions, au contraire, il faut mettre tout en œuvre, user de toutes les ressources de l'art pour les arrêter.

La période à laquelle est arrivée la maladie,

L'aspect physique des selles,

Leur qualité,

Leur quantité,

Les signes généraux fournis par le malade,

L'état du pouls,

sont autant d'éléments aux moyens desquels le médecin pourra diagnostiquer si les évacuations sont l'expression de l'une ou des autres altérations, que nous avons citées.

Les évacuations qui se lient à une altération profonde du sang peuvent être confondues avec celles qui sont la conséquence d'une grave altération du tissu intestinal. Cette observation est bien utile en pratique parce que les évacuations sanguines ne coïncident pas fatalement avec une altération matérielle intestinale, mais elles peuvent être encore produites par une simple exhalation du sang à travers les parois des vaisseaux, et j'ajoute que l'illustre professeur de Dublin, Graves, pense que cette exhalation sanguine est quelquefois un accident favorable.

Quel est maintenant le traitement que nous emploierons quand les évacuations sanguines sont le signe de l'altération intestinale?

Le repos des intestins, et les hémostatiques.

Possédons-nous un médicament qui puisse arrêter les mouvements péristaltiques des muscles de la vie végétative?

Parmi les médicaments qui peuvent exercer une telle action on a proposé l'opium. Mais il y a des physiologistes qui disent que l'opium n'exerce aucune influence sur les muscles de la vie végétative. Nous sommes de leur avis. L'opium ne peut rien directement sur les fibres musculaires des intestins : s'il les immobilise, pour ainsi dire, ce n'est pas en agissant directement sur les nerfs des intestins mais en abolissant les actions réflexes, c'est-à-dire en agissant sur la substance grise du cerveau : c'est donc par son action sur les centres nerveux que l'opium agit.

Parmi les hémostatiques, je citerai :

La glace sur le ventre,
Le perchlorure de fer,
L'essence de térébenthine,
L'ergot de seigle,
L'ergotine,
Le tannin,
L'acide gallique,
Les acides,
L'extrait de ratanhia,
Les lavements astringents.

Le Dr Bardsley administre l'acétate de plomb,

même quand il n'y a pas signe d'altération intestinale, pour la prévenir.

Quel traitement dirigerons-nous contre les évacuations qui accompagnent l'altération du sang ?

Notre traitement est mixte. Agir sur les vaisseaux qui par suite de l'altération du tube digestif et de l'altération du sang ont perdu leur tonicité et laissent échapper le sang. Agir sur le sang pour lui rendre sa plasticité normale. Pour atteindre ce double but, je propose le tannin et l'acide gallique qui agissant sur les vaisseaux, les tannent pour ainsi dire, réveillent en même temps leur énergie et pénétrant dans le sang coagulent l'albumine.

L'examen physique doit aussi avoir une large part quand il s'agit de diagnostiquer à quel état morbide il faut rattacher les évacuations intestinales qui peuvent être l'expression d'une maladie préexistente (hémorrhoïde, dysentérie, phthisie pulmonaire) et qui peuvent exister simultanément avec la fièvre typhoïde.

Le sang hémorrhoïdal est vermeil et n'est pas mêlé à des substances alimentaires.

L'hémorrhagie par tuberculisation intestinale est peu abondante, ce qui tient, comme on le sait, à ce que dans ce cas les ulcérations s'établissent peu à peu et les vaisseaux s'oblitèrent au fur et à mesure.

Chez les individus affectés de dysentérie chronique, l'hémorrhagie est aussi peu abondante. Quand une de ces trois hémorrhagies survient dans les premiers jours de la fièvre typhoïde, il n'y a pas de place pour le doute et il est impossible de la rattacher à une altération des plaques de Peyer.

Le pronostic est subordonné au diagnostic. C'est pour cette raison que l'illustre maître Bufalini disait : Le pronostic est un second diagnostic. La présence d'une hémorrhagie intestinale doit rendre très-grave le pronostic, cependant il faut savoir qu'on a vu des convalescences survenir après des hémorrhagies abondantes.

La perforation intestinale et la péritonite qui en est la suite sont les plus graves complications de la fièvre typhoïde. MM. Graves et Stokes administrent l'opium à haute dose ; mais presque toujours c'est en vain, et l'issue de la maladie est fatale.

Comment nous opposerons-nous à la fermentation des matières alimentaires?

Ici, il ne faut pas le dissimuler, la tâche du médecin est le plus souvent au-dessus de ses forces. Il y a peu de temps qu'un chimiste assez connu proposait ses préparations qu'il appelait antifermentatives. Je fais ici allusion au Dr Polli de Milan. Dans toutes les expériences du chimiste qui consistaient à introduire dans le sang des matériaux septiques mêlés à ses préparations, toujours l'action des premières neutralisait l'action des secondes.

Je n'ai aucune idée bien arrêtée sur l'action réelle de ces médicaments, car je ne m'en suis servi qu'un très-petit nombre de fois, et encore ai-je employé concurremment les préparations usitées dans les différentes périodes de la maladie. Cependant je donne ici le résultat que j'ai obtenu de ce traitement mixte : sur 7 malades que j'ai soignés de cette façon, un seul a succombé, bien que je ne puisse affirmer, comme le fait le Dr Polli, que ce soient là des spécifiques contre la fièvre typhoïde.

Chomel et M. Bouillaud ont essayé le chlorure de sodium comme désinfectant et antiputride. L'eau de Seltz a été administrée par M. Clanny, parce qu'il croyait à une diminution d'acide carbonique dans le sang. Le Dr Stevens a injecté de l'eau salée dans les veines, partant de ce principe que c'était le chlorure de sodium et non l'acide carbonique qui faisait défaut. Il donne en même temps et administre à l'intérieur une solution concentrée d'eau salée; M. Rigby partage son opinion (1).

(1) Le Dr Fontan, de Bagnères-de-Luchon, a dernièrement communiqué à la Société médicale de Bordeaux un traitement qui correspond tout à fait à notre théorie ; il donne le calomel.

Quel est son action dans la fièvre typhoïde ?

Exerce-t-il simplement une action purgative?

Outre l'action purgative, le calomel favorise la sécrétion de la bile et facilite ainsi la circulation hépatique, puis se transformant en partie en sublimé, il agit directement contre le virus.

MÉDICATION DE L'ÉTAT MORBIDE INTESTINAL.

Abordons à présent le traitement d'une autre expression du processus typhique, laquelle ne manque jamais, de l'état morbide intestinal, de l'entérite dite folliculeuse.

Selon moi, cette entérite folliculeuse est la première manifestation de l'influence morbide du virus typhique, de même que les ulcères vénériens sont l'expression de l'influence du virus vénérien.

Ce n'est pas une inflammation franche de l'intestin : mais elle fait partie, elle aussi, des maladies à périodes fixes et déterminées que l'école allemande appelle *cicliques*, c'est-à-dire qui doivent parcourir fatalement leurs périodes, quoi que fasse le médecin.

C'est là aujourd'hui une vérité pour tout le monde qui n'a pas peu contribué, Dieu merci, à émousser les lancettes trop actives de Valsalva, Rasori, Tommasini, Baillou et de quelques modernes.... qui, au lieu d'abréger le cours de la maladie par leur traitement, abrégeaient les jours des malades.

La saignée générale ou locale pour combattre l'état morbide intestinal est contre-indiquée dans la fièvre typhoïde, scientifiquement, pratiquement et, permettez-moi de le dire, au nom même du simple bon sens.

Est-ce que la saignée dans la fièvre tylhoïde s'adresse à quelque hyperémie développée autour du foyer inflammatoire ?

Mais les conditions dans lesquelles seulement la saignée réussit ne se rencontrent pas dans la fièvre typhoïde où il n'y a pas, à proprement parler, d'hyperémie inflammatoire, mais où tous les désordres circulatoires consistent dans une hyperémie passive, une simple stase sanguine.

Est-ce que cette saignée peut abréger les périodes de la maladie ?

Personne ne l'a prouvé.

Est-ce qu'elle en mitige les expressions symptomatiques ?

Personne ne pourrait l'affirmer.

Est-ce qu'elle s'oppose à cette prétendue diathèse phlogistique qu'on a songé être la cause de la fièvre typhoïde?

Mais rien n'est moins démontré que l'existence de cette diathèse. Je le répète, la fièvre typhoïde n'a rien de l'inflammation ; elle en diffère totalement. L'effet de l'inflammation est la production des exsudats plastiques : or nul exsudat dans la fièvre typhoïde. L'effet de l'inflammation est l'augmentation de la fibrine dans le sang. Or la fibrine n'augmente pas dans la fièvre typhoïde : au contraire, elle diminue. Les maladies inflammatoires sont des maladies à courte échéance; la fièvre typhoïde est une des maladies aiguës les plus longues. Le traitement (la saignée) qui réussit souvent contre un élément de l'inflammation (l'hyperémie) est le plus déplorable qu'on puisse diriger contre la fièvre typhoïde.

Est-ce qu'enfin elle remédie à la trop grande liquéfaction du sang?

Le seul Broussais répondrait oui : « Les émissions sanguines, disait-il, sont les meilleurs préservatifs de la putridité. »

Non, encore une fois, au nom du simple bon sens, il n'est pas permis de priver de ce qui lui reste de sang un individu déjà à demi mort par le fait seul de la maladie. Il y a longtemps qu'on a dit : « Le sang, c'est la vie. » *Anima omnis vitæ in sanguine est* (Genèse). Les anciens Grecs, sans être physiologistes, mesuraient bien la valeur de ce liquide : τόν ἄνθρωπον αἷμα μοῦνον εἶναι. L'homme n'est que du sang.

Il n'est pas permis, je le répète, de rendre plus liquide un sang qui l'est déjà trop et de favoriser ainsi dans un empoisonnement l'absorption des produits septiques (1).

Le sang dans la fièvre typhoïde a perdu ses propriétés; il ne stimule plus, il ne nourrit plus.

(1) L'effet de la saignée est de fortifier le malade, dit le savant professeur de Glascow, M. Glaïsdner; si vingt-quatre heures après la saignée votre malade n'est pas plus fort qu'auparavant, votre saignée n'était pas indiquée.

Rendez-lui, si vous pouvez, ses propriétés perdues. Croisez-vous les bras si vous ne pouvez pas ; parce que, comme le disaient les anciens Grecs : « Si vous ne pouvez faire de bien, du moins ne faites pas de mal. » Baillou, le phlébotomiste, déposait la lancette devant la malignité des fièvres : « Sæpissime detrahitur laudabilis sanguis magno « ægrorum et virium detrimento. An venæ sectio « tunc utilis? Nequaquam : aut parce detrahatur, « imò, alexipharmaca et cardiacas dentur. »

Les phlébotomistes répondent : « Nous saignons et nous guérissons. »

Moi, je dis : « Le malade a guéri malgré et contre votre saignée. Il a guéri d'une maladie pour tomber quelquefois dans une autre plus dangereuse encore; et si le malade a la moindre prédisposition à la phthisie pulmonaire, cette prédisposition sera exagérée, et tôt ou tard presque certainement la maladie éclatera : car, bien que la disposition à la phthisie pulmonaire après la fièvre typhoïde s'explique très-bien d'après notre théorie, nous croyons néanmoins que la saignée prend une grande part dans le développement de cette grave complication (1).

(1) Lorsque, dit M. Bennett, on observe attentivement les circonstances étiologiques au sein desquelles la phthisie prend le plus souvent naissance, on demeure convaincu que c'est à un trouble des fonctions digestives, à une assimilation incomplète des aliments qu'il faut presque toujours attribuer le développement de cette maladie.

La phthisie pulmonaire, dit M. Bouchardat, a pour cause

MM. Piorry et Marshall Hall n'ont-ils pas démontré l'influence funeste de la perte du sang sur l'économie?

Les hommes les plus savants peuvent commettre les plus grandes fautes quand ils se laissent aveugler, fasciner par le mirage d'une théorie de prédilection : « errare humanum est; » on arrive ainsi à tarir chez le malade qui a besoin, pour résister à la maladie, de toutes les ressources, de toute l'énergie de la vie, à y tarir, dis-je, la source où les organes puisent le principe de leur nutrition et de leur mouvement fonctionnel. D'ailleurs il faut l'avouer, ce n'est qu'hier qu'on a borné à un petit nombre de maladies la médication par la saignée, et nous sommes heureux de voir l'accord qui règne à présent à ce sujet entre les diverses écoles de la médecine.

Résumons. Nous n'avons jusqu'à présent aucun moyen de combattre l'état morbide intestinal. Notre traitement est donc indirect, c'est-à-dire consiste à éliminer le plus tôt possible les causes des lésions intestinales.

MÉDICATION DE LA FIÈVRE.

Cette expression de l'impression que les altérations des solides et des liquides ont produite sur les

essentielle ou un défaut dans les fonctions digestives ou une aberration dans l'assimilation.

M. Patissier dit que la production des sucs peu réparateurs est une cause fréquente de la diathèse tuberculeuse.

centres nerveux, et qui se manifeste d'une part par une grande élévation de la chaleur, signe de la combustion trop rapide des matériaux organiques, et d'autre part par des contractions plus accélérées et quelquefois irrégulières ou intermittentes du cœur; la fièvre, dis-je, a toujours préoccupé l'esprit des médecins. Et plusieurs d'entre eux ont exclusivement dirigé leur traitement contre ce terrible symptôme.

Le degré de l'intensité de la fièvre nous est donné non par l'accélération plus ou moins grande des mouvements du cœur, mais bien par le degré de l'élévation de la chaleur, comme l'ont parfaitement démontré MM. Wunderlich et Traube en Allemagne, et MM. Barkes et Sidney Ringer en Angleterre. Cette vérité a échappé à Tommasini qui saignait dans la chlorose, se fondant sur ce fait que dans cette maladie il y a accélération du pouls (1).

Comment pouvons-nous modifier la fièvre?

L'eau froide à l'intérieur et à l'extérieur est, selon moi, un excellent fébrifuge.

Donnez de l'eau aux malades, disait Hippocrate.

L'eau lave, pour ainsi dire, les tissus;

(1) Graves parle d'une femme qui, depuis son enfance, n'a jamais eu plus de 38 pulsations par minute. Le pouls, dit l'auteur, était le même dans toutes les attitudes et la fréquence n'était pas modifiée par l'invasion des maladies fébriles ou inflammatoires; il n'y avait aucun indice d'une affection du cœur.

Absorbe la chaleur;

Tonifie les organes;

Favorise les sécrétions et conséquemment l'expulsion des produits morbides;

Imprime aux centres nerveux une secousse salutaire par l'impression du froid qu'elle produit.

Donnons donc de l'eau froide aux malades autant qu'ils en veulent.

Sur ce point je ne suis pas d'accord avec Graves qui croit que dans les fièvres il y a danger de satisfaire la soif du malade. Après l'ingestion de la boisson la plus simple, dit l'illustre maître, prise en grande quantité, on voit survenir des symptômes d'irritation intestinale bien marqués. Mais premièrement les malades, à cause de l'extrême adynamie où ils sont, ne peuvent boire beaucoup, ils n'ingèrent dans la grande majorité des cas que peu de boissons et les prennent pour ainsi dire gorgée par gorgée.

En second lieu, alors même qu'on aurait affaire à un malade qui demanderait souvent à boire, pour les raisons que j'ai émises plus haut il faudrait sans crainte aucune satisfaire sa soif en lui donnant de l'eau en quantité suffisante.

A notre point de vue, la soif chez les typhiques est une excellente condition dont il faut se hâter de tirer parti.

Si jamais après l'ingestion des boissons dans la fièvre typhoïde se sont manifestés des symptômes d'irritation intestinale, il n'y a là bien certainement qu'une simple coïncidence et non un rapport de cause à effet. Au contraire, je crois que quand la fièvre est intense et qu'il y a des évacuations abondantes, il faut donner de l'eau pour remédier à la diminution du sérum du sang, diminution dont les conséquences sont si graves, comme le prouve le choléra.

Disons à présent quelques mots de l'application du froid sur la surface de la peau.

Quelles sont les indications qui nous autorisent à employer l'eau froide sur la surface de la peau ? Ce sont les suivantes :

1. Constriction des vaisseaux capillaires qui se dénote par l'aridité, la sécheresse de la peau, l'absence de transpiration et par la chaleur mordicante.

2. Adynamie médiocre.

3. Hyperémies passives.

Il n'est pas indispensable que toutes ces indications soient réunies pour employer l'eau froide à l'extérieur.

Le plus simple et pour moi le meilleur procédé pour l'application est le suivant : On plonge une éponge dans l'eau froide, puis, après l'avoir comprimée légèrement, on la promène d'abord sur les membres inférieurs pendant quelques minutes, puis on essuie bien la peau; un quart d'heure après, on en fait autant aux membres supérieurs et successivement ainsi par tout le corps. J'applique l'eau de cette façon pour ne pas donner brusquement au centre nerveux une secousse qui pourrait être fatale.

Bien des fois j'ai vu par cette seule et simple médication la peau aride et sèche se couvrir de sueurs, la chaleur mordicante diminuer, le sentiment de lassitude s'amoindrir, et le malade, pour ainsi dire, *ressusciter*. Je me rappelle toujours un malade qui affecté d'une fièvre typhoïde grave désespérait le professeur et moi. Après avoir tout tenté et sur ma demande, le professeur se décida à employer l'hydrothérapie et me chargea d'appliquer moi-même le traitement. Je me suis mis à l'œuvre, et quatre heures après, le malade, que j'avais pris à l'état de cadavre, pouvait déjà prendre quelques cuillerées de bouillon et une cuillerée du vin de quinquina. J'ai continué les applications froides, et le malade, peu de jours après, touchait à la convalescence.

M. Vogel est très-partisan de l'hydrothérapie ainsi que M. Liebermeister. « Les bains froids, dit Vogel, rafraîchissent et calment les malades en proie à une forte fièvre. »

Quand l'adynamie est très-prononcée, je mets sur la région précordiale une vessie pleine de glace. J'ai pu plusieurs fois de cette façon ranimer les contractions du cœur ralenties par l'influence morbide que le contact du sang vicié exerce sur le système nerveux et le tissu du cœur. Je considère ce moyen comme préférable à l'application d'un large vésicatoire sur la région précordiale, comme le conseille le professeur Graves, car je redoute la dénudation des larges surfaces dans la fièvre typhoïde, en vue de la gangrène qui peut en être la suite.

Parlons maintenant du sulfate de quinine que beaucoup de médecins emploient contre la fièvre dans la maladie qui nous occupe.

Quelles sont les indications qu'exige l'emploi de ce médicament?

Rémission de la fièvre.

Absence concomitante des accidents cérébraux.

Adynamie médiocre.

Et comment le sulfate de quinine agit-il?

Selon moi, le sulfate de quinine administré pendant la période de rémission de la fièvre impressionne de telle façon le système nerveux qu'il le rend insensible ou pour mieux dire moins sensible à l'influence morbide du sang altéré (1).

(1) Pour moi qui admets que la fièvre est l'expression d'une irritation due à un état morbide quelconque transmise au centre nerveux, il ne saurait y avoir de fièvre sans rémission plus ou moins marquée.

L'irritation transmise, de quelque nature qu'elle soit. excite

MÉDICATION DU DÉLIRE.

La forme ataxique, dit Trousseau, est la plus meurtrière de toutes. Tout le monde est de cet avis ; néanmoins bien peu de médecins jusqu'à présent ont cherché à découvrir les diverses sources de cette série de troubles nerveux qu'on a désignée sous le nom d'*ataxie*. « Je voudrais graver dans votre esprit, dit le professeur Graves, cette règle importante. Attaquez de bonne heure les manifestations cérébrales, n'attendez jamais qu'elles fassent explosion. Examinez bien les fonctions de l'encéphale, elles vous révéleront dans presque tous les cas l'apparition des accidents cérébraux. »

Ceci est bien dit : mais ce qui est très-difficile, c'est d'assigner à une manifestation cérébrale sa véritable signification. Et en effet, un même symptôme est souvent l'expression d'états morbides très-divers du cerveau. L'épilepsie, par exemple, ne peut-elle pas être liée ou bien à un ramollissement cérébral, ou bien à un état nerveux spécial et encore mal déterminé, ou bien encore à la

le système nerveux ; celui-ci réagit, et, la même cause persistant, il réagit de plus en plus. Mais vient fatalement un moment où, par suite de ce principe de physiologie qui fait du repos une loi pour toutes les actions nerveuses, le système nerveux ne réagit plus : ce repos est la rémission.

compression du cerveau par une tumeur ? L'anémie et l'hyperémie du cerveau ne produisent-elles pas bien souvent les mêmes effets ?

C'est pour cette raison que nous nous sommes efforcé d'établir une division des diverses formes du délire, qui, nous l'espérons, ne sera pas sans jeter un jour utile, au point de vue pratique, sur ce symptôme capital.

Nous divisons donc le délire :

1° En délire essentiel (délire alcoolique) ;

2° En délire symptomatique d'une altération visible du centre nerveux (ramollissement) ;

3° En délire par action réflexe ou par irritation transmise (délire traumatique, délire hystérique).

Or on objectera que cette division n'est pas scientifique en ce qu'elle accepte la variété du délire essentiel lorsque tout prouve aujourd'hui que le délire est toujours un symptôme, un effet d'un état pathologique et non une entité morbide.

Je le répète, je ne donne cette division comme acceptable qu'au point de vue pratique. Je crois qu'elle offre cet avantage au médecin de lui permettre de pouvoir plus facilement déterminer la cause d'un délire donné : c'est une sorte de fil qui le conduit au milieu du grand nombre des suppositions qu'il a à faire pour arriver, par exclusion, à établir solidement la cause du symptôme qui nous occupe en ce moment.

Or ceci est de la plus haute importance. Par exemple, n'est-ce pas faute de n'avoir pas recherché à quel trouble physiologique ou anatomique des organes se rattache le délire dans le rhumatisme, qu'on voit les médecins employer en ce cas les traitements les plus opposés : M. Trousseau l'opium, pensant qu'alors le délire est essentiel; d'autres la saignée, le considérant comme lié à quelque hyperémie ou inflammation du cerveau; et d'autres encore les vésicatoires répétés, supposant probablement que le délire est l'expression de quelque épanchement rhumatismal (1)?

Examinons à présent le délire qui se rencontre dans le cours de la fièvre typhoïde.

Il peut provenir :

1° D'une hyperémie du cerveau;

2° D'un épanchement;

3° D'une prédisposition du malade (alcoolisme);

4° D'un tempérament nerveux, irritable;

(1) Le Dr Rigby, parlant du délire puerpéral, dit que le traitement de ce phénomène exige un examen scrupuleux du malade : Si le délire est subordonné à une hyperémie ou inflammation du cerveau (délire symptomatique, selon nous), il exige un traitement tout différent de celui qu'exigerait le délire qui serait l'expression d'une irritation gastro-entérique ou utérine (délire par irritation transmise) ou enfin d'une altération encore mal déterminée du centre nerveux (délire essentiel).

5° D'une anémie du cerveau.

Le diagnostic est quelquefois très-difficile. Peut-être le tableau suivant ne sera-t-il pas sans utilité.

Délire hyperémique.

Tempérament sanguin. Augmentation au moment de l'exacerbation de la fièvre; face rouge; yeux injectés; épistaxis quelquefois; photophobie; pupilles resserrées.

Délire par épanchement.

Il y a d'autres signes de la liquéfaction du sang : œdème pulmonaire; évacuation séreuse; quelquefois petites hémorrhagies capillaires (ecchymoses).

Délire alcoolique.

Il n'est pas en rapport avec l'intensité des symptômes.

Délire nerveux.

Examiner les antécédents.

Délire anémique.

Survient pendant la convalescence, après des pertes sanguines; épuisement nerveux. Examiner le cœur et le vaisseau. Bruit aux veines jugulaires. Pouls faible et accéléré.

D'après ce tableau on voit que les médicaments d'une action tout opposée peuvent calmer un délire :

L'opium.

La saignée.

Les toniques.

Les excitants.

Les vésicatoires.

L'alimentation.

Le tartre stibié uni à l'opium (Graves).

Il ne s'agit que de les employer à propos et d'après la variété à laquelle on a affaire.

Les Anglais emploient presque toujours les narcotiques et en obtiennent des résultats vraiment merveilleux.

Ceci n'est qu'en apparence en opposition avec ce que nous venons de dire. La vraie et unique cause n'en est pas, comme me le disait le Dr Hicks que je suis heureux de pouvoir remercier ici de sa bienveillance, en ce que dans la fièvre typhoïde le délire est rarement lié à une hyperémie; mais on s'explique assez généralement les miracles que fait, quand même, l'opium à Londres contre le délire typhoïde, quand on sait que la majorité de la partie de cette ville qui peuple les hôpitaux y arrive admirablement prédisposée à l'action médicatrice de l'opium par l'alcoolisme, l'alimentation insuffisante et cette mystérieuse influence du climat britannique qui a été aussi invoquée, pour expliquer cette singulière tolérance de la population anglaise pour l'opium, le chloroforme et tous les narcotiques en général.

On me pourrait faire cette objection : Comment ! vous combattez le délire avec l'opium qui produit une hyperémie du cerveau, laquelle à son tour pourrait se faire cause du délire. L'objection est logique et médicale ; mais la pratique nous enseigne que nous devons craindre plutôt les effets du délire nerveux que l'hyperémie consécutive à l'administration de l'opium.

Quel est le traitement de ces diverses formes du délire ?

Délire hyperémique.

Quelques sangsues à l'orifice externe des fosses nasales ; la glace sur la tête ; sinapismes aux extrémités inférieures ; vésicatoires.

Délire par épanchement.

Vésicatoire répété ; teinture d'iode sur la tête préalablement rasée ; modifier la crase du sang.

Délire alcoolique.

Opium.

Délire nerveux.

Opium.

Délire anémique.

Bonne alimentation, exercice et changement d'air.

Avant de terminer mes considérations sur le délire, je crois utile d'exposer le résultat de mes observations sur la qualité, si je puis dire ainsi, du délire.

Le délire nerveux anémique (ou hyposthénique) est presque toujours calme et comme raisonné, sans exacerbation. L'incohérence y est moins que dans tout autre délire, et le malade, dans tout ce qu'il dit, cotoie presque toujours la réalité; le plus souvent ses paroles prononcées à voix lente et basse ont trait à ses occupations journalières, aux particularités de sa position sociale, aux événements antérieurs de son existence qui, par leur importance, leur gravité, se sont gravés dans son souvenir. J'ai vu une malade s'accuser, en montrant le plus grand remords d'une action criminelle (elle s'est fait jadis avorter), qu'elle avait réellement commise, et qu'elle avait cachée jusque-là.

Le délire hyperémique (ou hypersthénique) est furieux, le malade, en proie à toutes les hallucinations, crie, hurle, veut sortir de son lit, frappe tout autour de lui, et se livre aux mouvements les plus désordonnés, si on ne s'y oppose par la force.

MÉDICATION ALIMENTAIRE.

Il faut régler le régime du malade:

1° Selon la période de la maladie;

2° La forme de la maladie;

3° Les forces des malades;

4° L'état des organes digestifs.

« In alimentis medicamenta sunt, » disait Arétée ; et il avait bien raison, parce qu'il est presque mathématiquement prouvé que plusieurs fièvres typhoïdes ont guéri spontanément sans autre traitement que le traitement hygiénique.

D'après notre théorie, il faut nourrir le malade. L'exagération de la combustion des matériaux organiques, l'altération quantitative et qualitative du sang, l'extrême adynamie, font un devoir au médecin de proscrire la diète. D'ailleurs, ne sait-on pas que lorsque le malade est à jeun, plus facilement se fait l'absorption des produits morbides qui se trouvent dans le tube intestinal ?

Ces considérations suffisent pour indiquer comme indispensable l'alimentation dans la fièvre typhoïde, malgré les contre-indications qui ressortent des lésions intestinales et de l'altération des sécrétions.

Mais ces contre-indications, comme on le conçoit bien, demandent que l'alimentation soit réglée avec le plus grand soin. On arrive de cette façon à ne pas irriter le tube digestif et à faire en sorte que malgré l'altération et probablement la diminution des sécrétions, les aliments ingérés soient digérés.

Nous commençons par donner de temps en temps quelques cuillerées de bouillon de poulet assez salé, même dans la première période de la maladie. Un peu plus tard, quand l'adynamie se déclare, nous rendons le bouillon plus substantiel et nous donnons en même temps le vin de quinquina (90-120 grammes). On se trouve bien d'ajouter au bouillon 4-8 gouttes d'acide chlorhydrique, pour remédier à l'altération du suc gastrique.

Le Dr Wilk, médecin des hôpitaux à Londres, me disait que quelquefois la diète lactée lui avait parfaitement réussi.

Encore une fois, soutenir les forces dans les maladies à processus typhiques, c'est déjà avoir à moitié guéri la maladie. Cette vérité a été proclamée par l'immortel Père de la médecine. Il ne faut pas l'oublier, la fièvre typhoïde détermine par elle-même un épuisement qui peut à lui seul tuer le madale. Est-ce s'y opposer que d'y ajouter encore les effets si funestes de l'inanition? (Collard-Martigny-Chossat, *Expériences sur l'inanition.*)

Je ferai encore remarquer que le médecin doit s'efforcer de faire sortir le malade de sa somnolence, d'éveiller sa volonté endormie, pour rendre ainsi possible les mouvements de préhension et de mastication. « Peut-être pensez vous, dit Graves, qu'il n'est nécessaire de donner des aliments, puisque le malade n'en demande pas et qu'il ne paraît pas avoir appétit; autant vaudrait-il croire qu'il est inutile d'évacuer l'urine accumulée dans la vessie, parce que le patient n'exprime pas le besoin d'uriner. » Nous reviendrons d'ailleurs sur ce point quand nous parlerons de la paralysie psychique.

Il faut régler avec tout autant de prudence l'alimentation du malade pendant la convalescence que pendant la maladie. Le typhoïde convalescent a un appétit insatiable; il est vorace. Mais c'est l'état des organes digestifs qui doit nous servir de guide et non la faim du malade. « Il faut faire attention, dit M. Tanner, pendant la convalescence de ne pas irriter par des aliments solides les ulcérations en voie de cicatrisation. » On ne doit administrer aucun aliment solide qu'après la disparition complète de tous les symptômes, parce qu'on a vu survenir, à cause des excès de régime, des perforations intestinales trente et même quarante jours après la convalescence.

DES HYPERÉMIES PASSIVES. — MÉDICATION.

Causes. — L'altération du sang.

L'état semi-paralytique des tuniques des vaisseaux par suite des troubles du système nutritif vaso-moteur.

L'abstinence (1).

La thrombose.

Les poumons et le cerveau sont les organes qui,

(1) M. Quislain a montré que la gangrène des poumons était fréquente chez les fous qui refusaient obstinément toute nourriture.

par leur structure anatomique, sont plus disposés aux hyperémies.

La stase du sang dans les poumons et l'œdème qui en est la suite sont des complications très-fréquentes et très-graves de la fièvre typhoïde, car, comme nous l'avons dit, cet état des organes pulmonaires contribue puissamment à l'altération du sang.

Dès que la percussion et l'auscultation nous apprennent que les cellules pulmonaires et les petites bronches commencent à se remplir de sérosités et de mucus, il faut se hâter de les en débarrasser, et, au lieu de calmer la toux (laquelle quelquefois est nulle à cause de l'extrême adynamie du malade), il faut la provoquer.

La bronchorrée typhoïde, qui est quelquefois puriforme, est analogue, selon moi, à la bronchorrée des vieillards. Administrez dans ce cas des narcotiques et vous tuez le malade : administrez, au contraire, les excitants, les expectorants, et quelquefois les vomitifs (quand vous ne pourrez exciter d'une façon suffisante les mucles expirateurs), et vous compterez plus d'un succès.

La bronchorée est la principale cause de la dyspnée intermittente chez les vieillards : elle est liée à l'obstruction des bronches, déterminée par l'exagération de la sécrétion bronchique. Dès que la toux a dégagé les canaux aériphores mécaniquement obstrués par le mucus sécrété en trop grande abondance, l'air affluant librement dans les poumons, la respiration redevient complète et facile : et, la cause persistant, les canalicules respiratoires se remplissent encore de mucus après un temps plus ou moins long, et un second accès de dyspnée se produit.

Comme on le voit bien, ce n'est pas contre cette dyspnée qu'il faut employer l'opium, qui est au contraire parfaitement indiqué dans la dyspnée par constriction spasmodique de la tunique musculaire des bronches. Il faudra donc que le médecin prenne bien garde de ne pas confondre ces deux dyspnées, dont le mécanisme est si différent, et qu'il s'abstienne absolument contre la première des narcotiques qui émoussant la sensibilité de la muqueuse bronchique, engourdissent les mouvements réflexes et rendent impossible une toux qui est vraiment providentielle, tout autant que l'hypertrophie du cœur dans le rétrécissement aortique. On peut dire que dans le cas dont nous parlons l'opium asphyxie. On emploiera donc les excitants, les expectorants et quelquefois les vomitifs ; à l'extérieur, sur la poitrine, la teinture d'iode.

Le décubitus exerce une grande influence sur la stagnation du sang dans la partie postérieure et inférieure des poumons : c'est pour cette raison qu'il faut toujours changer le décubitus du malade et le placer sur un plan incliné.

L'hyperémie du cerveau exige le même traitement que le délire hyperémique.

Contre l'hyperémie des reins, il faut employer les ventouses sèches à la région lombaire, administrer la crème de tartre en petite quantité.

MÉDICATION DE LA PARALYSIE PSYCHIQUE.

Nous appelons paralysie l'abolition complète du sentiment et du mouvement. Nombreuses sont les causes de la paralysie ; elles consistent en des modifications ou bien de la périphérie des nerfs, ou bien de leur trajet, ou bien enfin des centres nerveux eux-mêmes. La paralysie que j'appelle psychique dépend d'un désordre intellectuel, de l'abolition de la volonté. Alors les muscles dits volontaires, ne recevant plus les ordres qui seuls peuvent déterminer leur action, ne se meuvent plus, bien qu'intacts.

J'ai fait sur la déglutition, qui, comme on le sait, se compose de trois temps, dont le premier est soumis à l'empire de la volonté, les deux autres consistant en des mouvements réflexes, j'ai fait, dis-je, sur cet acte physiologique si complexe des expériences qui prouvent qu'il peut exister chez les typhoïdes la paralysie spéciale dont j'ai donné les caractères plus haut. J'ai mis un petit morceau de poulet dans la bouche d'un typhoïde, la mâchoire comme la langue restèrent immobiles : alors j'ai ôté le morceau de poulet, et ouvrant largement la bouche du malade, je l'ai projeté contre la paroi postérieure du pharynx, le second puis le troisième acte de la déglutition eurent lieu. J'ai répété quatre fois cette expérience, et toujours elle a donné le même résultat. En excitant l'attention du malade, en le faisant sortir de sa torpeur, je finissais par lui faire avaler lui-même un morceau de poulet que j'avais mis dans sa bouche, mais il ne déglutissait que d'une façon intermittente, et j'étais obligé, pour le faire avaler de nouveau un autre morceau, de réveiller sa volonté déjà endormie.

C'est pour cette raison que j'ai dit, quand je parlais de la médication alimentaire, que bien des fois il est nécessaire de combattre la somnolence du malade, de le remettre en possession de sa volonté, de l'arracher à cette sorte de vie végétative dans laquelle il est plongé et de le rendre à la vie animale, en ranimant autant que possible les lueurs aux trois quarts éteintes de son intelligence.

Une autre espèce de paralysie, celle par épuisement nerveux, s'observe quelquefois pendant la convalescence : on y remédie par une bonne alimentation, des toniques, le changement d'air, et un exercice modéré.

MÉDICATION DE LA MORTIFICATION DE LA PEAU ET DU TISSU CELLULAIRE.

Les tissus de la région sacrée, comprimés par le fait du décubitus dorsal, entre le plan du lit et les parties osseuses de cette région, ces tissus, qui d'une autre part ont déjà perdu, par l'influence de la maladie, une partie de leur résistance et de leur énergie, finissent par se mortifier complétement.

Cet accident est une des plus terribles complications de la fièvre typhoïde, et si le médecin n'a pas pu le prévenir ou le combattre à temps, et dès qu'il apparaît, il faut bien souvent désespérer du malade.

Pour prévenir cette gangrène, il faut faire souvent changer le décubitus, employer le lit hydrostatique, *arroser* de vin aromatique la région sacrée; et quand ces moyens n'ont pas suffi pour arrêter le développement de la complication dont il s'agit, il faut traiter la plaie par le vin de quinquina, le vin aromatique et quelque préparation antiputride (liqueur de Labarraque).

M. Noël Gueneau de Mussy s'est parfaitement trouvé d'un mélange composé de parties égales de laudanum et teinture d'iode; en même temps qu'on excite puissamment dans la plaie le travail de la cicatrisation, qu'on s'oppose au développement des fungosités, on parvient à calmer la douleur qui dans certains cas est atroce.

M. Piorry, pour suppléer à la nature, fait deux couches, l'une de coton (tissu cellulaire), l'autre de diachylon (peau), et en couvre la plaie.

L'inflammation du tissu cellulaire dans la dernière période de la maladie n'est pas fréquente. Cependant quelquefois le corps se couvre de furoncles, qui pour certains médecins constituent une sorte de crise favorable par laquelle se juge définitivement la maladie.

MÉDICATION DE LA RÉTENTION DE L'URINE.

La stagnation de l'urine dans la vessie et sa distension par suite de l'inertie de sa tunique musculaire, s'observent bien souvent dans la fièvre typhoïde. Ceci expliquerait peut-être pourquoi des médecins ont trouvé de l'ammoniaque dans le sang du typhoïde. On pourrait dire, d'ailleurs, si ce fait est réel, que l'urine stagnante et saturée d'urée se décompose, fermente, et produit de l'ammoniaque, qui est résorbé.

On en a donné cette autre explication, que dans le sang du typhoïde, la fibrine s'altère et produit ainsi de l'ammoniaque.

Ces deux hypothèses sont, je crois, plausibles, cependant je ne m'en porte pas garant. Il est trèsurgent de s'opposer à la stagnation de l'urine. Dans ce but, le médecin devra commander qu'on le prévienne quand le malade n'aura pas uriné depuis quelque temps, ou n'aura uriné que par regorgement; il devra lui-même, chaque fois qu'il voit le malade, percuter la vessie, et, quand il la trouve suffisamment pleine, pratiquer le cathétérisme.

Quand la sécrétion urinaire est arrêtée, il faut craindre l'intoxication urémique.

MÉDICATION DE LA TYMPANITE. — CAUSES.

Graves regarde comme causes de la tympanite :

1° L'inflammation des intestins;

2° La stase sanguine véneuse.

J'y ajoute :

La décomposition des aliments;

Les troubles nerveux.

Les absorbants et les aromatiques, la glace sur le ventre sont indiqués. Si ces agents sont sans action, on essayera l'essence de térébenthine et l'acétate du plomb (Graves) ou enfin on introduira une sonde dans l'anus et on pressera légèrement sur les parois abdomimales.

MÉDICATION DU CATARRHE DE L'UTÉRUS.

Il n'est pas rare de voir survenir pendant le cours de la fièvre typhoïde, le catarrhe de l'utérus, sous l'influence d'une simple stase sanguine ; ce catarrhe peut même durer longtemps après la guérison de la maladie, chez les femmes scrofuleuses et lymphatiques, et troubler la fonction de cet organe. Il paraît que cette hyperémie passive relâche le tissu de l'utérus et produit pour ainsi dire une sorte de ramollissement.

Le traitement de cette complication est mixte. Des toniques, des injections astringentes, même d'eau froide, sont indiquées.

Peut-être ne se trouverait-on pas mal d'employer mon appareil, destiné à introduire des vapeurs médicamenteuses dans l'intérieur de l'utérus (1).

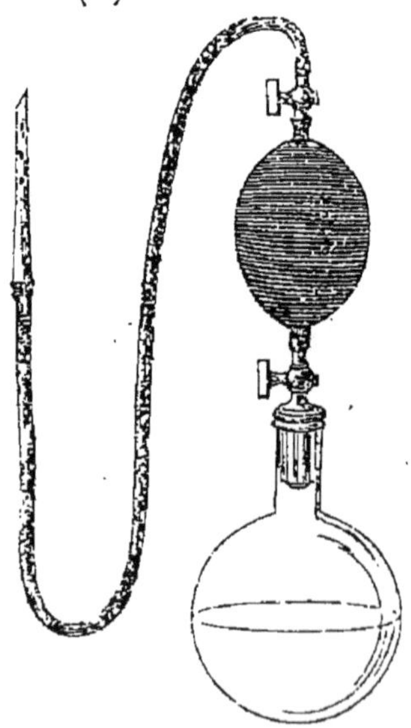

(1) Cet appareil se compose d'un ballon de verre destiné à recevoir la matière médicamenteuse qui doit être volatilisée.

Le col de ce ballon est obturé exactement par un bouchon de liége traversé par un tube métallique qui communique par son extrémité supérieure avec une ampoule de caoutchouc ; un peu au-dessous du point de jonction est fixé sur le tube un robinet qui permet d'interrompre ou d'établir à volonté la communication entre l'ampoule et le récipient.

De l'autre extrémité de l'am-

MÉDICATION DE L'ŒDÈME DE LA GLOTTE.

Cette grave complication peut survenir dans le cours de la fièvre typhoïde. L'œdème de la glotte est l'expression soit d'une altération matérielle du larynx, soit d'une altération du sang. Et ici le traitement est subordonné au diagnostic ; le traitement médical ne peut presque rien contre l'œdème de la glotte, qui est lié à une altération matérielle du larynx : il faut alors pratiquer la trachéotomie. Au contraire, cette opération n'est pas indiquée dans l'œdème par altération du sang, si ce n'est lorsque les autres agents thérapeutiques sont restés sans résultat. Ces agents sont les scarifica-

poule part un tube également en caoutchouc qui se termine par une embouchure d'ivoire, 4 à 5 cent. de longueur, effilée de façon à pouvoir pénétrer facilement dans l'orifice utérin et qui présente plusieurs trous sur ses parois latérales.

L'extrémité de ce tube qui fait corps avec l'ampoule, supporte un robinet semblable au premier.

Pour se servir de cet appareil, on place la matière médicamenteuse dans le flacon. On enfonce aussi profondément que possible dans le col le bouchon qui porte tout le reste de l'appareil.

On presse l'ampoule de façon à la vider de l'air qu'elle contient et on ferme les deux robinets.

Ceci fait, on chauffe le ballon, et quand il est rempli des vapeurs, on introduit l'embouchure dans l'orifice utérin, au moyen d'un spéculum qui dilate le vagin et d'une pince qui dirige l'embouchure. On bouche alors le robinet supérieur et puis le robinet inférieur et on malaxe l'ampoule de caoutchouc en la laissant se dilater après chaque pression. On continue ainsi pendant un temps plus ou moins long.

tions, la cautérisation et l'insufflation des poudres astringentes (alun, tannin).

MÉDICATION DE LA GANGRÈNE SPONTANÉE DES MEMBRES.

Cette gangrène est due à une altération du système circulatoire, soit des vaisseaux eux-mêmes, soit de leur contenu, altération dont l'effet immédiat est l'arrêt de la circulation. On ne peut rien contre elle ; quelques médecins ont essayé le sulfate de magnésie et le chlorhydrate d'ammoniaque.

DES ACCIDENTS QUI PEUVENT SURVENIR PENDANT LA CONVALESCENCE.

Presque tous les accidents qui peuvent survenir pendant la convalescence sont l'expression de l'épuisement nerveux et de l'altération du sang. On y remédie par une bonne alimentation, le changement d'air, les toniques.

TABLE DES MATIÈRES

Paris. — Typ. A. Parent rue Monsieur-le Prince, 31.

BIBLIOTHEQUE NATIONALE DE FRANCE
3 7531 03813528 2

www.ingramcontent.com/pod-product-compliance
Ingram Content Group UK Ltd.
Pitfield, Milton Keynes, MK11 3LW, UK
UKHW020425230726
13925UKWH00004B/1608

9 782013 477239